CBD – Cannabis als Naturmedizin

Inhalt

Einleitung

Cannabinoide sind eine Gruppe von Wirkstoffen, die in Marihuana vorkommen. Marihuana enthält viele chemische Verbindungen, die die verschiedenen Eigenschaften der Pflanze erzeugen. Terpene liefern die Aromen und Gerüche, während Chlorophyll für die grüne Farbe der Blätter verantwortlich ist. Aber die wichtigsten Chemikalien in Marihuana sind die Cannabinoide. In diesem Buch erfahren Sie alles zum Thema.

Kapitel 1. Was sind Cannabinoide?

Cannabinoide sind die Chemikalien, die der Cannabispflanze ihre medizinischen und entspannenden Eigenschaften verleihen. Cannabinoide wie THC und CBD interagieren mit verschiedenen Rezeptoren im Körper, um eine breite Palette von Wirkungen zu erzielen, wie zum Beispiel ein gutes Gefühl.

Aber was genau sind Cannabinoide und warum können sie mit dem Körper interagieren? Die Antwort hat mit Cannabinoidrezeptoren im Endocannabinoid-System zu tun.

Lassen Sie uns diese faszinierenden Verbindungen genauer betrachten.

Cannabinoide in Marihuana

Die Marihuana Pflanze produziert bis zu 113 verschiedene Cannabinoide. Unter diesen Cannabinoiden sind THC und CBD am häufigsten und am besten verstanden.

Marihuana-Cannabinoide werden in den Trichomen (Kristallen) der Pflanze produziert und gelagert. Diese Trichome geben Marihuana-Blumen ihr glänzendes und glitzerndes Aussehen.

Die meisten Marihuana-Sorten, die heute verkauft werden, werden mit höheren Mengen an THC kultiviert. THC ist bekannt für seine psychoaktiven Eigenschaften und ist der Grund für das sogenannte 'High', das Gefühl vom Genuss, nachdem man geraucht hat.

CBD ist ein nicht-psychoaktives Cannabinoid und wirkt eigentlich gegen das High. CBD hat auch zahlreiche Vorteile, wie entzündungshemmende und neuroprotektive Eigenschaften.

Während THC und CBD die bekanntesten Cannabinoide sind, gibt es viele andere Cannabinoide in Marihuana, die gesundheitliche Vorteile bieten. Einige davon umfassen Cannabigerol (CBG), Cannabinol (CBN) und Cannabichromen (CBC).

Endocannabinoide

Endocannabinoide sind Cannabinoide, die natürlicherweise vom menschlichen Körper produziert werden. "Endo" steht für endogen, das heißt im Körper entstehen.

Während diese Cannabinoide sich von denen in Marihuana unterscheiden, teilen sie viele ähnliche Eigenschaften und Wirkungen. Dies liegt daran, dass sie mit den gleichen Stoffwechselwegen im Gehirn und im Körper interagieren, die Cannabinoidrezeptoren genannt werden.

Wissenschaftler glauben, dass es viele verschiedene Endocannabinoide gibt, aber die am meisten untersuchten und verstandenen sind 2-AG und Anandamid.

Andere Endocannabinoide umfassen Noladinether, Virodhamin und N-Arachidonyldopamin (NADA).

Während die Funktionen dieser Cannabinoide innerhalb des Körpers weit reichend sind, wird angenommen, dass ihre primäre Funktion darin besteht, die Homöostase zu fördern.

Wie funktionieren Cannabinoide?

Um Cannabinoide zu verstehen, müssen Sie etwas über das Endocannabinoid-System wissen. Das Endocannabinoid-System ist ein System im menschlichen Körper, das aus Cannabinoiden und Cannabinoidrezeptoren besteht.

Diese Rezeptoren und Cannabinoide können als ein Schlüssel-Schloss-System betrachtet werden. Cannabinoide binden an Cannabinoidrezeptoren, wie ein Schlüssel in ein Schloss passt. Das Entsperren des Rezeptors verursacht Veränderungen in der Funktionsweise der Zellen, was zu unterschiedlichen Wirkungen im Körper führt.

Wenn Marihuana in Ihren Körper gelangt, aktiviert THC das Endocannabinoid-System, indem es an Cannabinoid-Rezeptoren bindet.

Es gibt zwei verschiedene Arten von Cannabinoidrezeptoren: CB1 und CB2. CB1-Rezeptoren werden hauptsächlich im Gehirn gefunden und sind verantwortlich für die psychoaktiven Wirkungen von Marihuana.

Auf der anderen Seite werden CB2-Rezeptoren vor allem in anderen Teilen des Körpers gefunden. Sie sind für eine Vielzahl von biologischen Funktionen verantwortlich.

Die Funktionen des Endocannabinoid-Systems erklären die Wirkung von Marihuana. Das Endocannabinoid-System ist an der Regulierung von Appetit, Schlaf, Schmerz, Stimmung, Gedächtnis und vielem mehr beteiligt.

Die wichtigsten Cannabinoide

Es gibt zwei Haupttypen von Cannabinoiden - diejenigen, die natürlicherweise im Körper gefunden werden, und solche, die in der Marihuana-Pflanze gefunden werden.

Endogene Cannabinoide (Endocannabinoide) sind Cannabinoide, die natürlicherweise im Körper produziert werden. Exogene Cannabinoide sind Cannabinoide, die außerhalb des Körpers produziert werden.

Exogene Cannabinoide werden auch Phytocannabinoide genannt, weil sie aus Pflanzen stammen. Die griechische Wurzel "Phyto" bedeutet Pflanze. Die Cannabinoide in Marihuana sind Phytocannabinoide.

Tetrahydrocannabinol (THC)

THC ist die am häufigsten mit Marihuana in Verbindung stehende Verbindung. Es ist eines der am häufigsten vorkommenden Cannabinoide in der Pflanze - manchmal in Konzentrationen von bis zu 30%.

THC ist die psychoaktive Komponente in Marihuana, die zum "High" beiträgt. Es bindet an CB1-Rezeptoren im Gehirn. Das Marihuana High bezeichnet Gefühle von Euphorie, Entspannung, erhöhtem Appetit, erhöhter Sinneswahrnehmung, Zeitverzerrung und verstärkter Sozialisation.

Abgesehen davon, dass es psychoaktiv ist, hat THC viele andere Wirkungen. Einer seiner bekanntesten Vorteile ist seine Fähigkeit, Übelkeit zu reduzieren.

THC kann auch helfen, Schmerzen bei bestimmten Erkrankungen zu reduzieren. Marinol und Cesamet sind zwei verschreibungspflichtige Medikamente, die THC enthalten.

Unter den Nebenwirkungen von THC sind erhöhter Blutdruck, blutunterlaufene Augen, trockener Mund, Schwindel, Sedierung sowie kognitive und motorische Beeinträchtigungen.

Unter den kognitiven Beeinträchtigungen durch THC können vermindertes Kurzzeitgedächtnis und Konzentration sein.

Andere schwerwiegendere Auswirkungen von THC sind Panikattacken, Halluzinationen und Erbrechen. Diese Effekte sind bei langfristigen Benutzern ungewöhnlich und treten eher auf, wenn übermäßige Mengen verbraucht werden.

Cannabidiol (CBD)

Ein anderes wichtiges Cannabinoid ist CBD oder Cannabidiol. CBD hat viel Aufmerksamkeit für seine medizinischen Vorteile und den Mangel an psychoaktiven Wirkungen erhalten.

CBD bietet viele gesundheitliche Vorteile, aber ohne das High, das durch THC zu erleben ist. Dies liegt daran, dass CBD im Gegensatz zu THC sich nicht an CB1-Rezeptoren im Gehirn bindet.

Cannabiszüchter haben es geschafft, Stämme mit hohem CBD-Gehalt zu züchten (10-20%). Unter den beliebten CBD-Stämmen sind Avidekel, Charlottes Web, Sour Tsunami, Harlequin, und Cannatonic.

Es wurde festgestellt, dass CBD die durch THC verursachten psychoaktiven Wirkungen senkt. Die Fähigkeit des CBDs, die Intensität von THC zu reduzieren, kann für Patienten von Vorteil sein, die Nebenwirkungen bei der Verwendung von Produkten mit hohem THC-Wert erfahren.

CBD kann auch eine breite Palette von psychischen Störungen wie Angst, Depression und sogar Schizophrenie lindern.

CBD hat sich bei der Behandlung bestimmter Formen der pädiatrischen Epilepsie, wie dem Dravet-Syndrom, als vielversprechend erwiesen. Es wurde gezeigt, dass CBD die Anfallshäufigkeit bei Kindern mit verschiedenen Anfallsleiden signifikant reduziert.

CBD hat neuroprotektive Wirkungen, was bedeutet, dass es das Gehirn vor Schäden nach Verletzungen schützen kann.

Ähnlich wie THC, reduziert CBD auch Schmerzen und Entzündungen im Körper.

Cannabinol (CBN)

CBN ist ein weiteres einzigartiges Cannabinoid, das in Marihuana gefunden wird. Im Gegensatz zu anderen Cannabinoiden wird CBN nicht durch biologische Prozesse in der Pflanze produziert.

CBN ist das Produkt von THC, das unsachgemäß gelagert wurde. Wenn es zu viel Licht oder Hitze ausgesetzt wird, wird THC abgebaut, ändert seine molekulare Struktur und wird zu CBN. Der Abbau von THC ist normalerweise ein langsamer Prozess, der über einen langen Zeitraum auftritt.

Die Forschung hat gezeigt, dass CBN antibakterielle Eigenschaften, antikonvulsive Wirkungen und die Fähigkeit haben kann, den Appetit zu steigern. Es kann auch Schmerzen lindern und hat eine beruhigende Wirkung.

Cannabichromen (CBC)

CBC ist ein Cannabinoid, das oft übersehen wird, wenn über die Vorteile von Marihuana diskutiert wird. Aber CBC spielt eine wichtige Rolle bei den Auswirkungen von Marihuana auf den Körper und ist das zweithäufigste Cannabinoid in bestimmten Stämmen.

Wie CBD bindet CBC sich nicht sehr gut an die CB1-Rezeptoren im Gehirn. Dies bedeutet, dass CBC keine psychologischen Auswirkungen hat. Jedoch bindet CBC sich an andere Rezeptoren und hat eine Vielzahl von Wirkungen innerhalb des Körpers.

Die Forschung hat gezeigt, dass CBC ein wirksames Mittel gegen Schmerz sein kann. Es hat auch antibakterielle und antimykotische Eigenschaften sowie mögliche antidepressive Wirkungen.

Es wurde festgestellt, dass CBC möglicherweise therapeutische Wirkungen bei der Behandlung von Akne hat. Es kann auch nützlich sein, um Durchfall zu behandeln.

Cannabigerol (CBG)

CBG ist das Cannabinoid in Marihuana, das als Grundlage für alle anderen Cannabinoide dient. CBG dient als ein Baustein, aus dem andere Cannabinoide wie THC und CBD durch enzymatische Prozesse hergestellt werden.

CBG selbst ist in den meisten Marihuana-Stämmen nicht sehr verbreitet und tritt häufig in Konzentrationen von weniger als 1% auf. Jedoch tritt CBG in bestimmten Mengen von Hanf in größeren Anteilen auf und kann in der Zukunft häufiger vorkommen, wenn Züchter daran arbeiten, ihre Anwesenheit zu verstärken.

Es wurde gefunden, dass dieses Cannabinoid viele therapeutische Wirkungen hat, einschließlich Schmerzlinderung, antimykotische und antibakterielle Wirkungen, verringerte Entzündung und neuroprotektive Wirkungen.

2-Arachidonoylglycerol (2-AG)

2-AG ist ein Endocannabinoid, das hauptsächlich die CB1-Rezeptoren im Gehirn aktiviert. Die Chemikalie wird im Körper nach Bedarf produziert und wird nach ihrer Verwendung schnell metabolisiert.

Es wird angenommen, dass 2-AG eine signifikante Rolle bei neurodegenerativen Erkrankungen und Hirnverletzungen spielt. Erhöhte Gehalte an 2-AG wurden in den Gehirnen von Patienten mit Alzheimer-Krankheit und Schlaganfall gefunden.

Wissenschaftler glauben, dass 2-AG als natürlicher Schutzmechanismus fungieren kann, um die Auswirkungen von Verletzungen auf das Gehirn zu minimieren.

Anandamid

Anandamid ist ein Endocannabinoid, das überwiegend im Körper vorkommt. Die Chemikalie ist auch im Gehirn vorhanden, aber in geringerem Maße als 2-AG. Sein Name stammt von dem Sanskrit-Wort "Ananda", was Glück bedeutet.

Man nimmt an, dass Anandamid eine Rolle in den euphorischen Effekten von körperlicher Bewegung spielt, die allgemein als "Läufer-High" bekannt sind. Darüber hinaus bietet Anandamid durch seine Wechselwirkung mit dem Endocannabinoid-System weitere vorteilhafte Wirkungen.

Die Wirkungen von Anandamid umfassen Verbesserungen der kognitiven Leistungsfähigkeit, der Stimmung und der Schmerzen, während gleichzeitig Defizite im Energiestoffwechsel, oxidativen Stress und Entzündungen reduziert werden.

Zusammenfassung

Cannabinoide sind eine vielfältige Gruppe von Molekülen, die alle einige gemeinsame Merkmale aufweisen.

Es gibt über 113 Cannabinoide, die von Marihuana produziert werden. Die bekanntesten Cannabinoide in Marihuana sind THC und CBD. Endocannabinoide werden vom menschlichen Körper produziert und umfassen 2-AG und Anandamid.

Diese natürlich vorkommenden Verbindungen, egal ob sie vom Körper oder in einer Pflanze produziert werden, interagieren alle mit dem Endocannabinoid-System. Das schließt CB1- und CB2-Rezeptoren ein.

Durch ihre Wechselwirkungen mit Cannabinoidrezeptoren im Körper können diese Verbindungen viele verschiedene Auswirkungen auf Ihre Gesundheit haben.

Kapitel 2. Der Unterschied zwischen CBD und THC

CBD und THC sind die zwei häufigsten Cannabinoide, die in Cannabis vorkommen. Beide interagieren mit dem Endocannabinoid-System, rufen jedoch unterschiedliche natürliche Wirkungen hervor.

Cannabidiol (CBD) und Tetrahydrocannabinol (THC) sind die beiden bekanntesten Cannabinoide in Cannabis, das sowohl Hanf als auch Marihuana enthält. Während bisher mehr als 100 verschiedene Cannabinoide von Wissenschaftlern in Cannabis identifiziert wurden, sind CBD und THC bei weitem am besten untersucht und am besten verstanden.

CBD und THC interagieren beide mit dem Körper durch das Endocannabinoid-System, ein lebenswichtiges Signalsystem, das für die Regulierung einer Vielzahl von Funktionen verantwortlich ist, darunter:

- Schmerzen
- Appetit
- Stimmung

- Gedächtnis
- Immunreaktion
- Schlaf
- Zyklen von zellulärem Leben und Tod

Ihre chemischen Zusammensetzungen ähneln den körpereigenen Endocannabinoiden, die es ihnen ermöglichen, mit den Cannabinoidrezeptoren des Endocannabinoid-Systems in Wechselwirkung zu treten, um die Freisetzung von Neurotransmittern im Gehirn zu verändern.

Trotz ihrer Ähnlichkeiten weisen CBD und THC deutliche Unterschiede auf, die beeinflussen, wie sie mit dem Endocannabinoid-System und den damit verbundenen natürlichen Wirkungen interagieren.

Psychoaktiv Gegen Nicht-Psychoaktiv

Einer der Hauptunterschiede zwischen CBD und THC ist, ob das Cannabinoid beim Verzehr einen euphorischen Effekt oder "High" verursacht.

THC ist das Cannabinoid, an das Menschen denken, wenn sie an Marihuana denken. Es ist ein direkter Agonist des Cannabinoid-1-Rezeptors (CB1) des Endocannabinoid-Systems, der hauptsächlich im Gehirn und im zentralen Nervensystem vorkommt. Die psychoaktive Wirkung, die am meisten mit der Verwendung von Freizeit- oder medizinischem Marihuana assoziiert wird, wird ausschließlich durch die Aktivierung von CB1-Rezeptoren bewirkt.

CBD bindet sich nicht an CB1-Rezeptoren und wird tatsächlich als Antagonist von CB1-Agonisten angesehen. Dies bedeutet, dass CBD das Gefühl von Euphorie niemals verursachen kann, egal wie viel konsumiert wird. Daneben unterdrückt es die CB1-aktivierenden Eigenschaften von Verbindungen wie THC.

Mehr THC in Marihuana, mehr CBD in Hanf

CBD und THC sind beide in den Samen, Stängeln und Blüten von Hanf und Marihuana gefunden. Die beiden existieren in Cannabispflanzen in einer Vielzahl von Proportionen. Während THC in Marihuana am reichhaltigsten ist, ist CBD in höheren Mengen in Hanf vorhanden.

In Marihuana dominiert THC die chemische Zusammensetzung der Pflanze. Marihuana wird im Allgemeinen speziell angebaut, um seinen THC-Gehalt zu maximieren. Über viele Jahrzehnte hinweg wurde Marihuana manipuliert und kloniert, mit besonderem Schwerpunkt auf der Erhöhung seiner THC-Konzentration und der Erzeugung von stärkeren berauschenden Wirkungen. Während THC-Gehalt in Marihuana so niedrig wie 3 Prozent sein kann, enthalten Marihuana-Sorten heute im Durchschnitt etwa 12 Prozent THC.

Die chemische Zusammensetzung von Hanf wird dagegen von CBD dominiert. Per Definition ist der THC-Gehalt von Hanf nicht mehr als 0,3 Prozent, fast 10 Mal weniger als der geringste potente Stamm von Marihuana. Stattdessen hat Hanf natürlich mehr CBD als THC, was es zu einer idealen Quelle für CBD aus Cannabis macht.

Unterschiedliche atomare Anordnung

CBD und THC werden als strukturelle Isomere betrachtet, was bedeutet, dass sie die gleiche chemische Zusammensetzung haben, aber ihre atomaren Anordnungen unterscheiden sich. Die zwei Verbindungen teilen eine molekulare Formel von $C_{21}H_{30}O_2$ und Molekulargewichte von 314,4 g / mol.

Die atomaren Anordnungen der beiden Cannabinoide unterscheiden sich nicht sehr. Sowohl CBD als auch THC werden als cyclische Verbindungen betrachtet, was bedeutet, dass eine oder mehrere Reihen von Atomen in den Verbindungen vorhanden sind, um einen Ring zu bilden. CBD kommt mit einem offenen Ring mit einer Hydroxyl- und Alkengruppe, während THC durch einen geschlossenen Ring mit einer Estergruppe gekennzeichnet ist.

Diese kleinen Unterschiede in der Anordnung ihrer Atome haben einen dramatischen Effekt auf die Wechselwirkung der beiden Cannabinoide mit den Rezeptoren des Endocannabinoid-Systems.

Wechselwirkung mit Cannabinoid-Rezeptoren

CBD und THC interagieren beide mit dem Endocannabinoid-System des Körpers und dessen spezialisierten Cannabinoidrezeptoren, CB1 und CB2. Durch diese Wechselwirkungen verstärken diese beiden Cannabinoide das Endocannabinoid-System und fördern das Gleichgewicht. Die Art und Weise, in der die zwei Cannabinoide mit diesen Cannabinoidrezeptoren interagieren, variiert jedoch.

THC bindet direkt sowohl an CB1- als auch an CB2-Rezeptoren, während es eine höhere Affinität für CB1-Rezeptoren hat.

CBD hat wenig Affinität für die beiden Cannabinoidrezeptoren. Stattdessen wirkt es als indirekter Antagonist von Cannabinoid-Agonisten. Dies bedeutet, dass CBD die CB1- und CB2-aktivierenden Eigenschaften eines Cannabinoids wie THC unterdrückt. Es wurde auch gefunden, dass CBD mit anderen Nicht-Cannabinoid-Rezeptoren, einschließlich 5-HT1A-Rezeptoren und dem Vanilloid-Rezeptor TRPV-1, wechselwirkt.

Marihuana in Deutschland

Es wird lange diskutiert, Cannabis in Deutschland, insbesondere in der Hauptstadt Berlin, vollständig zu legalisieren. Aber wie sieht die Wahrscheinlichkeit aus, dass es in Deutschland bald zum Mainstream gehört? Hier ist ein Blick auf die grundlegenden Fakten.

Die Debatte um Legalisierung von Cannabis geht in Deutschland weiter - der Bundestag hat im Januar 2017 ein Gesetz verabschiedet, das medizinisches Marihuana offiziell legalisiert.

Aber das hat Freizeitrauchern nicht geholfen. Was gibt es sonst noch über das mystische Kraut in Deutschland zu wissen?

Wer darf rauchen?

Seit dem Gesetz von 2017 kann medizinisches Marihuana für schwerkranke Patienten verschrieben werden, wie solche, die an multipler Sklerose, chronischen Schmerzen, ernsthaftem Appetitverlust oder Übelkeit durch Chemotherapie leiden.

Dennoch gab das Gesetz keine genaue Definition dessen, was "ernsthaft krank" bedeutet. Es besagt, dass Ärzte es verschreiben dürfen nur, wenn sie eine "wesentliche Chance" eines positiven Effekts erwarten. Patienten sollten anonym Daten über ihre Therapie für weitere Forschung übermitteln.

Vor diesem Gesetz konnten nur einige wenige Personen die Erlaubnis erhalten, das Medikament zu konsumieren, wenn sie unter ernsthaften medizinischen Bedingungen litten. Nur etwa 1.000 Menschen hatten diese Erlaubnis erhalten, als das Gesetz verabschiedet wurde, und sie mussten die Kosten selbst tragen.

Wann wird es legal?

Bis jetzt gibt es keinen Vorschlag, Marihuana vollständig bundesweit zu legalisieren, der genug Zustimmung von allen Parteien zu erhalten scheint. Aber die Hauptstadt des westlichen Bundeslandes Nordrhein-Westfalen - Düsseldorf - plant ein Pilotprojekt, um Freizeit-Cannabis an Erwachsene zu verkaufen, und hofft, die Erlaubnis erhalten zu können, dies zu tun.

Als die Mitglieder der Grünen im Jahr 2015 Gesetze vorlegten, die es Erwachsenen erlaubten, Cannabis unter strengen Bedingungen zu konsumieren, schätzten sie, dass eine Steuer von 6 bis 7 Euro pro Gramm Cannabis pro Jahr 1-2 Milliarden Euro in Staatskassen einbringen könnte, basierend auf den durchschnittlichen Straßenpreisen von € 10-12 pro Gramm.

Eine Umfrage von Infratest dimap im Jahr 2014 im Auftrag der Deutschen Hanf-Vereinigung (DHV) ergab, dass nur 30 Prozent der Menschen glaubten, dass Cannabis völlig legal werden sollte, obwohl 80 Prozent dafür waren, Cannabis als Medikament zu legalisieren.

Bund Deutscher Kriminalbeamter (BDK) hat die vollständige Legalisierung überraschend unterstützt.

"Das Verbot von Cannabis wurde historisch als willkürlich angesehen und bisher nicht intelligent und effektiv umgesetzt", sagte der Leiter des BDK, André Schulz, zu Bild Magazin.

"Meine Prognose ist, dass Cannabis in Deutschland nicht lange verboten bleibt."

Der BDK plädiert daher für eine "vollständige Entkriminalisierung des Cannabiskonsums", sagte Schulz und fügte hinzu, dass das derzeitige Rechtssystem Menschen stigmatisiert und kriminelle Karrieren fördert.

Hat das Gesetz Patienten geholfen?

Bisher vermeiden Ärzte es immer noch, ihren Patienten Cannabis als Medikament zu verschrieben. Versicherungsgesellschaften kommen häufig der Bitte nicht nach, um für die Droge zu zahlen und behaupten, dass die jeweilige Krankheit nicht "ernsthaft" ist.

Mit einem Mangel an legalen Medikamentenlieferungen wenden sich viele Patienten immer noch dem Schwarzmarkt zu.

Wie wird medizinisches Marihuana hergestellt?

Mit dem Gesetz von 2017 wurde das Bundesinstitut für Arzneimittel und Medizinprodukte (BfArM) beauftragt, eine "Cannabis-Agentur" zu schaffen, die den Anbau, die Herstellung und den Verkauf von medizinischem Cannabis in Apotheken regelt. Da dies noch im Gange ist, sollen importierte Produkte verwendet werden.

Apotheken können es in getrockneter Form, als Extrakt oder als Öl aus der Pflanze verkaufen.

Wie verbreitet ist Marihuana?

Eine Studie von Eurostat aus dem Jahr 2015 zeigte, dass mehr junge Männer als junge Frauen rauchen. Etwa 18 Prozent der Männer zwischen 15 und 24 berichteten 2012, Cannabis benutzt zu haben, verglichen mit 10 Prozent der Frauen in dieser Altersgruppe.

Laut dem World Drug Report von 2011 berichteten nur 4,8 Prozent der Menschen im Alter zwischen 18 und 64 Jahren, mindestens einmal im Jahr Marihuana geraucht zu haben.

Wie viel dürfen Freizeitraucher besitzen?

Die Menge, die eine Person besitzen darf, ohne dabei bestraft zu werden, hängt vom jeweiligen Bundesland ab. In der Hauptstadt Berlin sind die Regeln viel liberaler, wobei das Limit meist bei 15 Gramm liegt. In vielen anderen Städten liegt es zwischen 3-5 Gramm.

Marihuana in Österreich

CBD ist in Österreich erlaubt Es unterliegt nicht dem Arznei- bzw. Suchtmittelgesetz- anders als THC. Solange sie nicht als Arznei angeboten werden, können Produkte damit ganz legal ver- und gekauft werden. Somit unterliegt es nicht dem Arzneimittelgesetz und deshalb ist der freie Handel damit möglich. Der THC-Gehalt der Blüten muss unter 0,3% betragen und die Sorten im EU-Sortenkatalog enthalten sein.

In Österreich sind Nutzhanfextrakte, CBD-Düfte, Massageöle, Tees und soagar Hanfblüten die aus legal in der EU produziertem Nutzhanf hergestellt sind, sind frei verkäuflich.

Kapitel 4. Effekte und Sicherheit: CBD gegen THC

Die psychoaktiven Eigenschaften von THC können vorübergehende Nebenwirkungen verursachen, darunter:

- Gedächtnisstörungen
- Verringerte Reaktionszeit
- Koordinationsprobleme
- Rote Augen

Es besteht zwar das Risiko einiger negativer Nebenwirkungen von THC, jedoch ist Überdosis nicht möglich. Einige Studien weisen darauf hin, dass Cannabissorten mit hohem THC-Gehalt langfristig negative psychiatrische Effekte verursachen können, wenn sie von Jugendlichen konsumiert werden, einschließlich einer Erhöhung des Risikos für psychiatrische Erkrankungen wie Schizophrenie.

Die Forschung zeigt, dass selbst große Dosen von CBD gut verträglich und sicher sind. Es gibt einige Berichte über Mundtrockenheit und Schläfrigkeit. Eine kürzlich durchgeführte Untersuchung auf die Sicherheit und die Nebenwirkungen von CBD kam zu dem Schluss, dass CBD bei Menschen und Tieren sicher zu sein scheint. Selbst die chronische Anwendung von CBD durch Menschen zeigte keine nachteiligen neurologischen, psychiatrischen oder klinischen Auswirkungen.

Was sind die medizinischen Vorteile von CBD?

Forschungsstudien zeigen, dass CBD hilfreich bei folgenden Zuständen bzw. Krankheiten sein kann:

- Schmerzen (neuropathisch, chronisch, krebsbedingt usw.)
- Epilepsie
- Multiple Sklerose (MS)
- Amyotrophe Lateralsklerose (ALS)
- Parkinson
- Entzündung
- Akne
- Dyskinesie
- Psoriasis
- Gebrochene Knochen
- Depression
- Bakterielle Infektionen
- Diabetes
- Rheumatoide Arthritis

- Übelkeit
- Angst
- ADHS
- Schizophrenie
- Substanzmissbrauch / -entzug
- Herzkrankheit
- Reizdarmsyndrom (IBS)

CBD gegen THC für Schmerzen

Die Forschung legt nahe, dass CBD für Entzündungen und neuropathische Schmerzen besser geeignet ist, während THC bei Spastizität und krampfbedingten Schmerzen helfen kann.

Es ist erwähnenswert, dass hohe Dosen von THC Schmerzsymptome verschlimmern können. Das bedeutet, man muss THC in kleinen Mengen konsumieren.

Darüber hinaus haben viele Menschen Schwierigkeiten, die mit THC verbundenen Nebenwirkungen zu bewältigen, was den Vorteilen entgegenwirkt.

Einige Experten schlagen vor, dass eine Kombination von THC und CBD gegen Schmerz effektiv kämpfen kann, was als der Entourage-Effekt bezeichnet ist.

Was ist der Entourage-Effekt?

Der Entourage-Effekt beschreibt ein Phänomen, bei dem die über 500 Verbindungen in Cannabis zusammenarbeiten, um eine bestimmte Wirkung auf den Körper zu erzeugen.

Zum Beispiel können 100 mg isoliertes CBD bei der Linderung von Symptomen wesentlich weniger wirksam sein als 100 mg eines CBD-haltigen Cannabisextrakts einer ganzen Pflanze. Viele argumentieren, dass der Verzehr der Pflanze in ihrer ganzen Form alle notwendigen Faktoren eine angemessene Absorption ermöglicht.

Dieses Argument steht im Mittelpunkt der Debatte über CBD-Öl aus Hanf und CBD-Öl aus Cannabis.

Während es kostengünstiger und kosteneffektiver sein kann, CBD aus Industriehanf zu extrahieren, können Benutzer letztlich aufgrund des Fehlens von klinisch signifikanten Mengen an Terpenen und anderen Verbindungen (die in hohem CBD-Marihuana reichlich vorkommen) weniger Nutzen genießen.

Während Cannabis-Sorten mit hohem CBD-Gehalt viel höhere Konzentrationen verschiedener Cannabinoide, Terpene usw. enthalten, bedeutet dies nicht, dass es keine potenziellen Nachteile bei seiner Verwendung gibt.

Landwirtschaftlicher Hanf ist der Art von Cannabis viel ähnlicher, die man im Freien finden würde, während Marihuana mit hohem CBD-Gehalt von Züchtern hybridisiert und gespielt wird, um die höchsten Anteile der erwünschten Verbindungen zu produzieren.

Es gibt keinen wissenschaftlichen Beweis (noch) der Theorie des Entourage-Effekts. Daher entscheidet jeder selbst, welche Option für ihn am besten ist.

Warum benutzt man CBD in natürlichen Nahrungsergänzungsmitteln häufiger als THC?

THC ist eine illegale Droge mit erheblichen unmittelbaren und langfristigen kognitiven Nebenwirkungen. Dazu gehören beeinträchtigtes Denken, eine reduzierte Planungs- und Organisationsfähigkeit, und weniger Impulskontrolle.

Auch die chronische Verwendung von THC korreliert mit signifikanten Anomalien in Herz und Gehirn.

CBD hat keine der schädlichen kognitiven Wirkungen von THC. Tatsächlich kann CBD den psychoaktiven Wirkungen von THC entgegenwirken.

Cannabispflanzen, die geringe Mengen an CBD und hohe Mengen an THC enthalten, führen zu einem stärkeren "High", während Pflanzen mit mehr CBD und weniger THC einen schwächeren, doch auch erholsamen Effekt erzeugen.

Angesichts der zunehmenden Beliebtheit von medizinischem Cannabis, werden derzeit Stämme mit höheren CBD zu THC-Verhältnissen gezüchtet, um die psychoaktiven Nebenwirkungen zu minimieren.

Insgesamt machen die niedrigeren Gesundheitsrisiken und die Wirksamkeit CBD besser als THC, was natürliche Anwendungen angeht.

Die Endocannabinoid-Produktion im menschlichen Körper

Kurz nachdem das erste Cannabinoid aus der Cannabispflanze isoliert wurde, entdeckten Wissenschaftler, dass der menschliche Körper selbst ähnliche Substanzen produziert. Diese Substanzen werden heute als "endogene Cannabinoide" bezeichnet. Die Menschen produzieren nicht nur ihre eigenen Cannabinoide, sondern sie haben auch Rezeptoren, die speziell dafür entwickelt wurden, die endogenen Cannabinoide zu erkennen und darauf zu reagieren. Zusammen bilden die endogenen Cannabinoide des Körpers und die Rezeptoren, die sich an sie binden, das Endocannabinoid-System. Dieses System ist verantwortlich für eine Reihe von Funktionen im menschlichen Körper, wie zum Beispiel die Aufrechterhaltung der Homöostase.

Wie es funktioniert

Das Endocannabinoid-System des Körpers beruht auf der natürlichen Produktion von endogenen Cannabinoiden, um richtig zu funktionieren. Um die richtige Menge endogener Cannabinoide zu produzieren, benötigt der Körper eine ausreichende Menge an Omega-3-Fettsäuren.

Omega-3-Fettsäuren

Die sind die Vorstufe zu endogenen Cannabinoiden. Wenn sie knapp sind, wird der Körper nicht in der Lage sein, die Menge endogener Cannabinoide herzustellen, die für die Aufrechterhaltung eines gesunden Endocannabinoid-Systems erforderlich sind. Darüber hinaus sind Omega-3-Fettsäuren auch für die Gesundheit anderer Komponenten im Endocannabinoid-System wesentlich. Zum Beispiel erleichtern diese Verbindungen das Wachstum und die Heilung von CB1-Rezeptoren, die benötigt werden, um Cannabinoide jeglicher Art zu verarbeiten. Darüber hinaus sind Omega-3-Fettsäuren wichtig für die allgemeine Gesundheit von Gehirnzellen im Allgemeinen.

Omega-3: Mangel

Wenn Sie keine ausreichende Menge an Omega-3-Fettsäuren zu sich nehmen, kann Ihr Körper möglicherweise nicht in der Lage sein, die richtige Menge an endogenen Cannabinoiden allein zu produzieren. Da Omega-3-Fettsäuren außerdem Ihre CB1-Rezeptoren fördern und reparieren, fördern die Cannabinoide, die Ihr Körper produziert, das Endocannabinoid-System nicht so stark wie nötig. Aus diesem Grund ist es wichtig, dass jeder genug Omega-3-Fettsäuren zu sich nimmt. Diese Verbindungen sind nicht nur wichtig für das Endocannabinoid-System, sondern fördern auch die menschliche Gesundheit im Allgemeinen, indem sie die Fruchtbarkeit erhöhen, den Cholesterinspiegel senken, die Gelenke gesund halten, die Sehkraft schützen, die Herzgesundheit verbessern und eine Reihe anderer wichtiger Vorteile bieten.

Endocannabinoid-Defizienzsyndrom

Leider enthalten moderne Diäten nicht immer die notwendigen Nährstoffe, um das Endocannabinoid-System gesund zu halten. In Fällen, in denen Ernährungsmängel oder andere Probleme das Endocannabinoid-System zum Versagen bringen, kann eine Person einen Zustand entwickeln, der als "Endocannabinoid-Defizienzsyndrom" bekannt ist. Dies kann zu einer Vielzahl von Symptomen und Zuständen führen, darunter Reizdarmsyndrom, Fibromyalgie, Migräne und mehr.

Behandlungsmöglichkeiten

Wenn Sie an einem Endocannabinoid-Defizienzsyndrom leiden, können Sie möglicherweise Ihren Zustand verbessern, indem Sie die Menge an Omega-3-Fettsäuren in Ihrer Ernährung erhöhen. Dies wird helfen, Ihre CB1-Rezeptoren zu heilen, das Wachstum von mehr Rezeptoren zu erleichtern und die Menge an endogenen Cannabinoiden, die Ihr Körper produziert, zu erhöhen. Es kann auch hilfreich sein, die endogenen Cannabinoide Ihres Körpers mit Cannabinoiden aus externen Quellen wie CBD Cannabidiol zu ergänzen. Die Einnahme eines Cannabidiol-Supplements erhöht die Konzentration von Cannabinoiden in Ihrem Körper und fördert ein effizienteres Endocannabinoid-System.

Kapitel 5. Vorteile von Cannabinoiden und deren Öle

Im Gegensatz zu THC ist CBD nicht psychoaktiv. Diese Qualität macht CBD zu einer attraktiven Option für diejenigen, die nach Linderung von Schmerzen und anderen Symptomen suchen, ohne die bewusstseinserweiternden Wirkungen von Marihuana oder bestimmten Arzneimitteln.

Es gewinnt an Dynamik in der Gesundheits- und Wellness-Welt, mit einigen wissenschaftlichen Studien, die bestätigen, dass es helfen kann, eine Vielzahl von Beschwerden wie chronischen Schmerzen und Angstzuständen zu behandeln.

Hier sind einige gesundheitliche Vorteile von CBD-Öl, die durch wissenschaftliche Beweise untermauert werden.

Könnte Angst und Depression reduzieren

Angst und Depression sind häufige psychische Störungen, die verheerende Auswirkungen auf Gesundheit und Wohlbefinden haben können.

Nach Angaben der Weltgesundheitsorganisation ist die Depression der weltweit größte

Hauptverursacher von Behinderungen, während Angststörungen den sechsten Platz einnehmen.

Angst und Depression werden normalerweise mit Arzneimitteln behandelt, die eine Reihe von Nebenwirkungen wie Schläfrigkeit, Unruhe, Schlaflosigkeit, sexuelle Dysfunktion und Kopfschmerzen verursachen können.

Darüber hinaus können Medikamente wie Benzodiazepine süchtig machen und zu Drogenmissbrauch führen.

CBD-Öl hat sich als eine Behandlung sowohl für Depressionen als auch für Angstzustände gezeigt, was viele, die mit diesen Störungen leben, dazu bringt, sich für diesen natürlichen Ansatz zu interessieren.

In einer Studie erhielten 24 Personen mit einer sozialen Angststörung vor einem öffentlichen Sprachtest entweder 600 mg CBD oder ein Placebo.

Die Gruppe, die die CBD erhielt, hatte im Vergleich zur Placebogruppe signifikant weniger Angstzustände, kognitive Beeinträchtigungen und Beschwerden in ihrer Sprachleistung.

CBD-Öl wurde sogar zur sicheren Behandlung von Schlafstörungen und Angstzuständen bei Kindern mit posttraumatischer Belastungsstörung eingesetzt.

CBD hat auch in mehreren Tierstudien antidepressiv-ähnliche Wirkungen gezeigt.

Diese Eigenschaften sind mit CBDs Fähigkeit verbunden, auf die Rezeptoren des Gehirns für Serotonin zu wirken, einen Neurotransmitter, der die Stimmung und das soziale Verhalten reguliert.

Kann Schmerzen lindern

Marihuana wurde bereits 2900 v. Chr. Zur Schmerzbehandlung eingesetzt.

In jüngerer Zeit haben Wissenschaftler entdeckt, dass bestimmte Bestandteile von Marihuana, einschließlich CBD, für seine schmerzlindernde Wirkung verantwortlich sind.

Der menschliche Körper enthält ein spezielles System namens Endocannabinoid-System (ECS), das an der Regulierung einer Vielzahl von Funktionen wie Schlaf, Appetit, Schmerz und Immunsystem beteiligt ist.

Der Körper produziert Endocannabinoide, die Neurotransmitter sind, die an Cannabinoid-Rezeptoren in Ihrem Nervensystem binden.

Studien haben gezeigt, dass CBD chronische Schmerzen lindern kann, indem es die Aktivität von Endocannabinoidrezeptoren beeinflusst, Entzündungen reduziert und mit Neurotransmittern interagiert.

Zum Beispiel fand eine Studie an Ratten heraus, dass CBD-Injektionen die Schmerzreaktion auf chirurgische Inzision reduzierten, während eine andere Rattenstudie herausfand, dass die orale CBD-Behandlung Ischias und Entzündungen signifikant reduzierte.

Mehrere Studien am Menschen haben gezeigt, dass eine Kombination von CBD und THC bei der Behandlung von Schmerzen im Zusammenhang mit Multipler Sklerose und Arthritis wirksam ist.

Ein Mundspray namens Sativex, eine Kombination aus THC und CBD, ist in mehreren Ländern zur Behandlung von Schmerzen im Zusammenhang mit Multipler Sklerose zugelassen.

In einer Studie mit 47 Patienten mit Multipler Sklerose zeigten die mit Sativex einen Monat lang behandelten Patienten eine signifikante Linderung der Schmerzen, des Gehens und der Muskelkrämpfe im Vergleich zur Placebo-Gruppe.

Eine weitere Studie ergab, dass Sativex bei 58 Patienten mit rheumatoider Arthritis die Schmerzen bei Bewegung, Schmerzen in Ruhe und Schlafqualität signifikant verbesserte.

CBD, insbesondere in Kombination mit THC, kann bei der Verringerung von Schmerzen wirksam sein, die mit Krankheiten wie Multipler Sklerose und rheumatoider Arthritis verbunden sind.

Kann Akne reduzieren

Akne ist eine häufig vorkommende Hauterkrankung, die mehr als 9% der Bevölkerung betrifft.

Es wird angenommen, dass es durch eine Reihe von Faktoren verursacht wird, einschließlich Genetik, Bakterien, darunter liegende Entzündungen und die Überproduktion von Sebum, einem öligen Sekret, das durch Talgdrüsen in der Haut gebildet wird.

Basierend auf aktuellen wissenschaftlichen Studien kann CBD-Öl bei der Behandlung von

Akne helfen, da es entzündungshemmende Eigenschaften hat und die Talgproduktion reduzieren kann.

Eine Teströhrchen-Studie ergab, dass CBD-Öl verhindert, dass Talgdrüsenzellen übermäßigen Talg produzieren, entzündungshemmende Wirkungen ausüben und die Aktivierung von Pro-Akne-Wirkstoffen wie Entzündungs-Zytokinen verhindern (24).

Eine andere Studie hatte ähnliche Ergebnisse und kam zu dem Schluss, dass CBD eine wirksame und sichere Methode zur Behandlung von Akne sein kann, zum Teil dank seiner bemerkenswerten entzündungshemmenden Eigenschaften.

Obwohl diese Ergebnisse vielversprechend sind, sind Studien am Menschen notwendig, die die Auswirkungen von CBD auf Akne untersuchen.

CBD kann aufgrund seiner entzündungshemmenden Eigenschaften und seiner Fähigkeit, die Überproduktion von Talg aus den Talgdrüsen zu kontrollieren, vorteilhafte Wirkungen auf Akne haben.

Kann krebsbedingte Symptome lindern

CBD kann helfen, Symptome im Zusammenhang mit Krebs und Nebenwirkungen der Krebsbehandlung wie Übelkeit, Erbrechen und Schmerzen zu reduzieren.

Eine Studie untersuchte die Auswirkungen von CBD und THC bei 177 Patienten mit krebsbedingten Schmerzen, denen Schmerztabletten keine Linderung brachten. Diejenigen, die mit einem Extrakt behandelt wurden, der beide Verbindungen enthielt, zeigten eine signifikante Schmerzreduktion im Vergleich zu denen, die nur THC-Extrakt erhielten.

CBD kann auch dazu beitragen, Chemotherapie-induzierte Übelkeit und Erbrechen zu reduzieren, die zu den häufigsten Nebenwirkungen der Chemotherapie bei Krebspatienten gehören.

Obwohl es Medikamente gibt, die bei diesen belastenden Symptomen helfen, sind sie manchmal ineffektiv und führen manche Menschen dazu, Alternativen zu suchen.

Eine Studie mit 16 Personen, die sich einer Chemotherapie unterzogen, ergab, dass eine 1: 1-

Kombination von CBD und THC, die über das Mundspray verabreicht wurde, die Übelkeit und das Erbrechen bei Chemotherapie besser als bei einer Standardbehandlung reduzierte.

Einige Teströhren- und Tierstudien haben sogar gezeigt, dass CBD möglicherweise krebshemmende Eigenschaften hat. Zum Beispiel fand eine Testrohr-Studie heraus, dass konzentriertes CBD den Tod menschlicher Brustkrebszellen induzierte.

Eine andere Studie zeigte, dass CBD die Ausbreitung aggressiver Brustkrebszellen in Mäusen inhibierte.

Allerdings sind dies Studien und Untersuchungen an Tieren, so dass sie nur vorschlagen können, was bei Menschen funktionieren könnte. Weitere Studien an Menschen sind erforderlich, bevor Schlussfolgerungen gezogen werden können.

Obwohl CBD gezeigt hat, dass es hilft, die mit Krebs und Krebsbehandlung verbundenen Symptome zu reduzieren, und sogar krebsbekämpfende Eigenschaften haben kann, ist mehr Forschung erforderlich, um seine Wirksamkeit und Sicherheit zu beurteilen.

Könnte der Herzgesundheit dienen

Neuere Forschungen haben CBD mit verschiedenen Vorteilen für das Herz-Kreislauf-System verbunden, einschließlich der Fähigkeit, Bluthochdruck zu senken.

Hoher Blutdruck ist mit höheren Risiken einer Reihe von Gesundheitsproblemen wie Schlaganfall, Herzinfarkt und metabolischem Syndrom verbunden.

Studien zeigen, dass CBD eine natürliche und wirksame Behandlung von Bluthochdruck sein kann.

Eine kürzlich durchgeführte Studie behandelte 10 gesunde Männer mit einer Dosis von 600 mg CBD-Öl und stellte fest, dass sie den Ruheblutdruck im Vergleich zu einem Placebo verringerte.

Die gleiche Studie gab den Männern auch Stresstests, die normalerweise den Blutdruck erhöhen. Interessanterweise führte die einmalige CBD-Dosis bei den Männern zu einem geringeren Blutdruckanstieg als bei diesen Tests.

Forscher haben vorgeschlagen, dass die stress- und angstlösenden Eigenschaften von CBD für

seine Fähigkeit zur Senkung des Blutdrucks
verantwortlich sind.

Darüber hinaus haben mehrere Tierstudien
gezeigt, dass CBD aufgrund seiner starken
antioxidativen und stressreduzierenden
Eigenschaften dazu beitragen kann, die
Entzündung und den Zelltod, die mit
Herzerkrankungen einhergehen, zu reduzieren.

Zum Beispiel fand eine Studie heraus, dass die
Behandlung mit CBD oxidativen Stress reduzierte
und Herzschäden bei diabetischen Mäusen mit
Herzerkrankungen verhinderte.

Obwohl mehr Studien am Menschen benötigt
werden, lässt sich vermuten, dass CBD für die
Herzgesundheit vorteilhaft ist, unter anderem
durch Senkung des Blutdrucks und Vorbeugung
von Herzschäden.

Könnte neuroprotektive Eigenschaften haben

Die Forscher glauben, dass die Fähigkeit von CBD,
auf das Endocannabinoid-System und andere
Signalgebungssysteme des Gehirns einzuwirken,
Vorteile für Menschen mit neurologischen
Störungen bringen kann.

In der Tat ist eine der am meisten untersuchten Anwendungen für CBD in der Behandlung von neurologischen Erkrankungen wie Epilepsie und Multipler Sklerose. Obwohl die Forschung in diesem Bereich noch relativ neu ist, haben mehrere Studien vielversprechende Ergebnisse gezeigt.

In einer weiteren Studie wurde 214 Menschen mit schwerer Epilepsie 0,9-2,3 Gramm CBD-Öl gegeben. Ihre Anfälle verringerten sich um 36,5% in Durchschnitt.

Eine weitere Studie ergab, dass CBD-Öl die Anfallsaktivität bei Kindern mit Dravet-Syndrom, einer komplexen Epilepsieerkrankung im Kindesalter, im Vergleich zu einem Placebo signifikant reduzierte.

Es ist jedoch wichtig anzumerken, dass einige Personen in diesen beiden Studien Nebenwirkungen im Zusammenhang mit CBD-Behandlung, wie Krämpfe, Fieber und Durchfall erlebt haben.

CBD wurde auch für seine potenzielle Wirksamkeit bei der Behandlung mehrerer anderer neurologischer Erkrankungen erforscht.

Zum Beispiel haben mehrere Studien gezeigt, dass die Behandlung mit CBD die Lebensqualität und Schlafqualität für Menschen mit Parkinson-Krankheit verbessert.

Darüber hinaus haben Tier- und Reagenzglas-Studien gezeigt, dass CBD Entzündungen lindern und die mit der Alzheimer-Krankheit verbundene Neurodegeneration verhindern kann.

In einer Langzeitstudie gaben Forscher CBD an Mäuse, die genetisch für Alzheimer anfällig waren, und fanden heraus, dass dies dazu beitrug, kognitiven Verfall zu verhindern.

Obwohl die Forschung zu dieser Zeit begrenzt ist, wurde gezeigt, dass CBD diejenigen Symptome wirksam behandelt, die mit Epilepsie und Parkinson-Krankheit zusammenhängen. Es wurde auch gezeigt, dass CBD die Progression von Alzheimer in Reagenzglas- und Tierstudien reduziert.

Weitere mögliche Vorteile

CBD wurde aufgrund seiner Rolle bei der Behandlung einer Reihe von anderen gesundheitlichen Problemen als den oben beschriebenen untersucht.

Obwohl weitere Studien benötigt werden, wie schon gesagt, bietet CBD folgende gesundheitliche Vorteile:

Antipsychotische Wirkungen: Studien deuten darauf hin, dass CBD Menschen mit Schizophrenie und anderen psychischen Störungen helfen kann, indem es psychotische Symptome reduziert.

Drogenmissbrauch: CBD modifiziert Wege im Gehirn im Zusammenhang mit Drogenabhängigkeit. Bei Ratten wurde gezeigt, dass CBD die Morphinabhängigkeit und das Heroin-Suchverhalten reduziert.

Antitumor-Effekte: In Tierstudien hat CBD diese Effekte gezeigt. Bei Tieren wurde gezeigt, dass es die Ausbreitung von Brust-, Prostata-, Gehirn-, Dickdarm- und Lungenkrebs verhindert.

Diabetes Vorbeugen: Bei diabetischen Mäusen reduzierte die Behandlung mit CBD die Inzidenz von Diabetes um 56% und reduzierte signifikant die Entzündung.

Kapitel 6. Nebenwirkungen von Cannabinoiden

Obwohl CBD im Allgemeinen gut verträglich ist und als sicher gilt, kann es bei manchen Menschen zu Nebenwirkungen führen. Unter den Nebenwirkungen, die in Studien festgestellt wurden, sind Angst und Depression, Psychose, Übelkeit, Erbrechen, Benommenheit, Mundtrockenheit, Schwindel, Durchfall, und Veränderungen im Appetit. CBD ist auch dafür bekannt, mit verschiedenen Medikamenten zu interagieren. Bevor Sie beginnen, CBD-Öl zu verwenden, besprechen Sie es mit Ihrem Arzt, um Ihre Sicherheit zu gewährleisten und potenziell schädliche Wechselwirkungen zu vermeiden.

Im Allgemeinen wurde das oft beschriebene günstige Sicherheitsprofil von CBD beim Menschen durch Forschung bestätigt und erweitert. Die Mehrzahl der Studien wurde zur Behandlung von Epilepsie und psychotischen Störungen durchgeführt. Die am häufigsten berichteten Nebenwirkungen waren Müdigkeit, Durchfall und Appetit- / Gewichtsveränderungen. Im Vergleich zu anderen Medikamenten, die zur

Behandlung dieser Erkrankungen eingesetzt werden, hat CBD ein besseres Nebenwirkungsprofil. Dies könnte die Einhaltung der Behandlung verbessern. CBD wird oft als Zusatztherapie eingesetzt. Daher ist mehr klinische Forschung über die CBD-Wirkung auf Leberenzyme, Arzneimitteltransporter und Interaktionen mit anderen Arzneimitteln gerechtfertigt, um zu sehen, ob dies hauptsächlich zu positiven oder negativen Effekten führt, zum Beispiel zur Verringerung der benötigten Clobazam-Dosen bei Epilepsie und damit der Nebenwirkungen von Clobazam .

Seit einigen Jahren sind andere pharmakologisch relevante Bestandteile der Cannabis-Pflanze, neben Δ9-THC, in den Fokus von Forschung und Gesetzgebung gesetzt. Der prominenteste davon ist Cannabidiol (CBD). Im Gegensatz zu Δ9-THC ist es nicht-toxisch, hat aber eine Reihe von vorteilhaften pharmakologischen Wirkungen. Zum Beispiel ist es anxiolytisch, entzündungshemmend, antiemetisch und antipsychotisch. Darüber hinaus wurden neuroprotektive Eigenschaften gezeigt. Folglich könnte es in hohen Dosen zur Behandlung einer Vielzahl von Zuständen verwendet werden, die von psychiatrischen Störungen wie Schizophrenie und Demenz sowie von Diabetes und Übelkeit reichen.

Bei niedrigeren Dosen hat es physiologische Wirkungen, die die Gesundheit fördern und erhalten, einschließlich antioxidativer, entzündungshemmender und neuroprotektiver Wirkungen. Zum Beispiel ist CBD wirksamer als Vitamin C und E als neuroprotektives Antioxidans.

Mehr als 100 Studien beschreiben das Sicherheitsprofil von CBD unter Erwähnung mehrerer Eigenschaften: Katalepsie wird nicht induziert und physiologische Parameter werden nicht verändert (Herzfrequenz, Blutdruck und Körpertemperatur). Darüber hinaus werden psychologische und psychomotorische Funktionen nicht beeinträchtigt. Gleiches gilt für den gastrointestinalen Transit, die Nahrungsaufnahme und das Fehlen von Toxizität für nichttransformierte Zellen. Chronische Anwendung und hohe Dosen von bis zu 1500 mg pro Tag haben sich mehrmals als gut verträglich für den Menschen erwiesen.

Dennoch wurde von einigen Nebenwirkungen des CBDs berichtet, aber hauptsächlich in vitro oder in

Tierstudien. Sie umfassen Veränderungen der Zelllebensfähigkeit, verminderte Befruchtungskapazität und Hemmung des Arzneimittelstoffwechsels in der Leber und Arzneimitteltransporter (z. B. p-Glykoprotein). Folglich müssen mehr menschliche Studien durchgeführt werden, um zu sehen, ob diese Effekte auch bei Menschen auftreten. In diesen Studien muss eine ausreichend große Anzahl von Proben aufgenommen werden, um langfristige Sicherheitsaspekte und CBD mögliche Wechselwirkungen mit anderen Substanzen zu analysieren.

Bevor wir von möglichen Auswirkungen berichten, müssen einige wichtige Unterschiede zwischen dem Verabreichungsweg und der Pharmakokinetik zwischen menschlichen und Tierstudien erwähnt werden. Erstens wurde CBD bei Menschen unter oraler Verabreichung oder Inhalation untersucht. Die Verabreichung in Nagetieren erfolgt häufig entweder über intraperitoneale Injektion oder mündlich. Zweitens können die Plasmaspiegel, die bei Nagetieren und Menschen oral erreicht werden, unterschiedlich sein. Beide können zu unterschiedlichen Konzentrationen von CBD im Blut führen. Darüber hinaus ist es möglich, dass sich CBD-Rezeptoren zwischen Menschen und Tieren unterscheiden. Daher kann die gleiche Blutkonzentration immer noch zu unterschiedlichen Effekten führen. Auch wenn die Rezeptoren, an die CBD bindet, in den untersuchten Tieren und Menschen gleich sind, könnte die Affinität oder Dauer der CBD Bindung verschieden sein, dann werden die Effekte auch anders.

Die unten beschriebene Studie, die eine positive Wirkung von CBD auf das zwanghafte Verhalten bei Mäusen und keine Nebenwirkungen zeigte, veranschaulicht die bestehenden pharmakokinetischen Unterschiede. Wenn Mäusen und Menschen die gleiche CBD-Dosis verabreicht wird, wird mehr von der Verbindung im Organismus der Maus verfügbar. Diese höhere Bioverfügbarkeit wiederum kann zu größeren CBD-Effekten führen.

Eine zweite Einschränkung prä-klinischer Studien ist, dass supraphysiologische Konzentrationen von Verbindungen häufig verwendet werden. Dies bedeutet, dass die beobachteten Effekte zum Beispiel nicht durch eine spezifische Bindung von CBD an einen ihrer Rezeptoren verursacht werden, sondern aufgrund einer unspezifischen

Bindung nach der hohen Verbindungskonzentration, die den Rezeptor oder Transporter inaktivieren kann.

In-vitro-Studien haben gezeigt, dass CBD die ABC-Transporter P-gp (P-Glykoprotein auch als ATP-bindende Kassettensubfamilie B Mitglied 1 = ABCB1; 3-100 & mgr; M CBD bezeichnet) und Bcrp (Breast Cancer Resistance Protein; auch als & bgr bekannt; ABCG2 = ATP-bindende Kassetten-Unterfamilie G-Mitglied 2) . Nach 3 Tagen war die Expression des P-gp-Proteins in Leukämiezellen verändert. Dies kann mehrere Implikationen haben, da verschiedene Antikrebsmedikamente auch an diese membrangebundenen, energieabhängigen Effluxtransporter binden. Die verwendeten CBD-Konzentrationen sind supraphysiologisch, 3 µM CBD entsprechen jedoch ungefähr Plasmakonzentrationen von 1 µg / ml. Im Gegensatz dazu erreichte eine orale Dosis von 700 mg CBD einen Plasmaspiegel von 10 ng / ml. Dies bedeutet, dass zum Erreichen einer Plasmakonzentration von 1 µg / ml deutlich höhere Dosen an oralem CBD verabreicht werden müssten. Die höchste jemals angewendete CBD-Dosis betrug 1500 mg. Folglich ist mehr Forschung erforderlich, wenn der CBD-Effekt auf ABC-

Transporter mit CBD-Konzentrationen von beispielsweise 0,03-0,06 µM analysiert wird.

Unter Verwendung der oben erwähnten pharmakokinetischen Beziehungen müsste man eine CBD-Dosis von 2100 mg CBD verabreichen, um ABCC1 und ABCG2 zu beeinflussen. Forscher verwendeten 10 ng / ml für diese Berechnungen basierend auf einer 6-wöchigen Studie mit einer täglichen oralen Verabreichung von 700 mg CBD, was zu durchschnittlichen Plasmaspiegeln von 6-11 ng / ml führte und spiegelt daher das realistischste Szenario einer CBD-Verabreichung bei Patienten wider. Dass diese Spiegel reproduzierbar scheinen und dass eine chronische CBD-Verabreichung nicht zu erhöhten Blutkonzentrationen führt, wurde durch eine weitere Studie bewiesen. Eine Einzeldosis von 600 mg führte zu verringerter Angst und durchschnittlichen CBD-Blutkonzentrationen von 4,7-17 ng / ml.

CBD-Arzneimittelwechselwirkungen

Dieser Abschnitt beschreibt die Interaktion von CBD mit allgemeinen (Arzneimittel) - metabolisierenden Enzymen, wie z. B. jenen, die zur Cytochrom-P450-Familie gehören. Dies könnte sich auf die gleichzeitige Verabreichung von CBD mit anderen Arzneimitteln auswirken. Beispielsweise wird CBD unter anderem über das Enzym CYP3A4 metabolisiert. Verschiedene Medikamente wie Ketoconazol, Itraconazol, Ritonavir und Clarithromycin hemmen dieses Enzym. Dies führt zu einem langsameren CBD-Abbau und kann folglich zu höheren CBD-Dosen führen, die länger pharmazeutisch wirksam sind. Im Gegensatz dazu induzieren Phenobarbital, Rifampicin, Carbamazepin und Phenytoin CYP3A4, was zu einer verminderten CBD-Bioverfügbarkeit führt. Etwa 60% der klinisch verschriebenen Arzneimittel werden über CYP3A4 metabolisiert. Es muss jedoch darauf hingewiesen werden, dass die In-vitro-Studien supraphysiologische CBD-Konzentrationen verwendeten.

Studien an Mäusen haben gezeigt, dass CBD Cytochrom-P450-Isozyme kurzfristig inaktiviert, aber nach wiederholter Verabreichung induzieren kann. Dies ist ähnlich zu ihrer Induktion durch Phenobarbital, was auf die 2b-Unterfamilie der Isozyme schließen lässt. Eine weitere Studie zeigte, dass dieser Effekt durch eine Hochregulierung der mRNA für CYP3A, 2C und

2B10 nach wiederholter CBD-Verabreichung vermittelt wird.

Hexobarbital ist ein CYP2C19-Substrat, ein Enzym, das durch CBD inhibiert werden kann und folglich die Verfügbarkeit von Hexobarbital im Organismus erhöhen kann. Studien schlagen auch vor, dass dieser Effekt in vivo durch einen der CBD-Metaboliten verursacht werden könnte.

Im Allgemeinen wurde bereits gezeigt, dass der Metabolit 6a-OH-CBD ein Induktor von CYP2B10 ist. Es wurde auch festgestellt, dass Recorcinol an der CYP450-Induktion beteiligt ist. Die Enzyme CYP3A und CYP2B10 wurden nach längerer CBD-Gabe in Mauslebern sowie in vitro auf humanes CYP1A1 induziert. Im Gegensatz dazu induziert CBD CYP1A1, das für den Abbau kanzerogener Substanzen wie Benzpyren verantwortlich ist. CYP1A1 kann im Darm gefunden werden. CBD-induzierte höhere Aktivität könnte daher die Absorption kanzerogener Substanzen in den Blutkreislauf verhindern und dadurch zum Schutz der DNA beitragen.

Auswirkungen auf P-Glycoprotein-Aktivität und andere Arzneimitteltransporter

Eine kürzlich durchgeführte Studie mit P-gp-, Bcrp- und P-gp / Bcrp-Knockout-Mäusen, bei denen 10 mg / kg subkutan injiziert wurden, zeigte, dass CBD kein Substrat für diesen Transport an sich ist. Dies bedeutet, dass sie den CBD-Transport zum Gehirn nicht hemmen. Dieses Phänomen tritt auch bei Paracetamol und Haloperidol auf, die beide P-gp hemmen, aber keine aktiv transportierten Substrate sind. Gleiches gilt für die Gefitinib-Hemmung von Bcrp.

Diese Proteine werden auch an der Blut-Hirn-Schranke exprimiert, wo sie Medikamente wie Risperidon abpumpen können. Es wird vermutet, dass dies eine Ursache für die Behandlungsresistenz ist. Darüber hinaus wurden Polymorphismen in diesen Genen, die den Transport effizienter machen, in interindividuellen Unterschieden in der Pharmakoresistenz berücksichtigt. Darüber hinaus könnte der CBD-Metabolit 7-COOH CBD selbst ein starkes Antikonvulsivum sein. Es wird interessant sein zu sehen, ob es ein P-gp-Substrat ist und die Pharmakokinetik von gemeinsam verabreichten P-gp-Substrat-Arzneistoffen verändert.

Eine In-vitro-Studie mit drei Arten von Trophoblastzelllinien und ex vivo-Plazenta, die mit 15 µM CBD perfundiert wurden, ergab eine BCRP-Hemmung, die zur Akkumulation von Xenobiotika im fetalen Kompartiment führte. BCRP wird an der apikalen Seite des Synzytiotrophoblasten exprimiert und entfernt eine breite Vielzahl von Verbindungen, die einen Teil der Plazentaschranke bilden. Zweiundsiebzig Stunden chronischer Inkubation mit 25 & mgr; M CBD führten ebenfalls zu morphologischen Veränderungen in den Zelllinien, aber nicht zu einer direkten zytotoxischen Wirkung. Im Gegensatz dazu beeinflusste 1 µM CBD die Lebensfähigkeit von Zellen und Plazenta nicht. Forscher betrachten diesen Effekt als zytostatisch. Nicardipin wurde in den In-vitro-Studien als BCRP-Substrat verwendet, wobei die Jar-Zelllinie den größten Anstieg der BCRP-Expression zeigte, der mit dem höchsten Transportgrad korrelierte.

Die Ex-vivo-Studie verwendete das Antidiabetikum und das BCRP-Substrat Glyburid. Nach 2 Stunden CBD-Perfusion wurde der größte Unterschied zwischen der CBD und den Plazebo-Plazenten (jeweils n = 8) beobachtet. CBD-Inhibition der BCRP-Efflux-Funktion in dem Plazentakotyledon erfordert weitere Untersuchungen der gleichzeitigen Verabreichung von CBD mit bekannten BCRP-Substraten, wie Nitrofurantoin, Cimetidin und Sulfasalazin. In dieser Studie sollte eine Dosis-Wirkungs-Kurve bei männlichen und weiblichen Versuchspersonen erstellt werden (die CBD-Resorption war bei Frauen höher), da die hier verwendeten Konzentrationen in der Regel nicht durch orale oder inhalative CBD-Verabreichung erreicht werden. Dennoch könnte CBD sich in Organen ansammeln, die physiologisch durch eine Blutbarriere begrenzt sind.

Unter den synthetischen Cannabinoid-Medikamenten in Europa und den USA sind Marinol, Nabilon und Rimonabant. Während diese synthetischen Formen wirksam sind, zeigen Untersuchungen, dass pflanzlicher Cannabis eine viel breitere Vielfalt therapeutischer Verbindungen enthält.

Cannabis enthält viele Arten von Cannabinoiden, von denen viele einen dokumentierten medizinischen Wert aufweisen. Produkte und Stämme wurden entwickelt, um höhere Dosen verschiedener Cannabinoide zu verabreichen. Um zu wissen, welche Typen für Ihre Symptome am besten wären, ist dies praktisches Wissen, das Sie zu Ihrem nächsten Arztbesuch bringen können.

Sogar mit der Welle von Ländern, die medizinisches Marihuana legalisieren, zögern viele Ärzte immer noch, Cannabinoide zu verschreiben, weil sie nicht sicher sind, welche Dosierungen zu verschreiben sind. Schließlich decken die meisten medizinischen Schulen CBD Cannabidiol in ihren pharmakologischen Fächern nie ab. Mediziner entwickeln gerade Dosierungszeitpläne für medizinisches Marihuana, medizinischen Hanf und ihre Extrakte, einschließlich CBD.

CBD-reiches Hanföl kommt in verschiedenen Konzentrationen und Formen, einschließlich flüssiges Hanföl, Hanföl als eine dicke Paste, Öl in Kapseln, sublinguale Tinktur - Tropfen oder Sprays, Salben für die topische Verwendung, Süßigkeiten oder Kaugummi und CBD-Dampf aus Verdampfern, ähnlich wie E-Zigaretten.

Jeder Patient ist einzigartig

Dieses Buch bietet eine Richtlinie, ein Referenzpunkt. Jeder Patient ist einzigartig und seine Reaktion auf die CBD-Dosierung wird unterschiedlich. Da die Portionsgröße oder die Dosierung von CBD für jede Person nämlich verschieden ist, ist es am besten, mit einer kleinen Dosis zu beginnen und allmählich zu erhöhen, bis Sie das gewünschte Ergebnis erhalten.

CBD-Marken, die bei der Dosierung verwirren

CBD-Öl Marken können die Verbraucher verwirren, weil sie sich an unterschiedlichen Standards halten. Viele von ihnen empfehlen viel zu viel als "Dosis". Andere dagegen zu wenig. Wegen dieses Mangels an Standards bei der Überprüfung einzelner CBD-Produkte sind wir zu einer Dosis gekommen, um Ihr Leben zu vereinfachen:

Die Standard-Dosis, also Norm sollte 25 mg CBD zweimal täglich betragen. Es wird Ihnen auch empfohlen, die Dosis alle 3-4 Wochen um 25 mg zu erhöhen, bis die Symptome gelindert werden. Und um die Menge an CBD mit einer Verschlechterung der Symptome zu verringern.

CBD Öl Dosierung

Die Konzentrationen variieren je nach Präparaten und reichen von 1 mg pro Dosis bis zu Hunderten von Milligramm. Dies macht es für Verbraucher leicht, die benötigten Dosierungen in einer Form zu erhalten, die sie einfach zu bedienen finden.

Die Mayo Clinic schlägt CBD-Dosierungen für wissenschaftliche Forschung, Publikationen, traditionelle Verwendung oder Expertenmeinung vor. Cannabinoid-Dosierungen und die Dauer der Behandlung hängen weitgehend von der Krankheit ab.

Wie viel CBD-Öl sollte ich nehmen?

Um den Appetit bei Krebspatienten zu erhöhen: 2,5 Milligramm THC oral mit oder ohne 1 mg CBD für sechs Wochen

Zur Behandlung von chronischen Schmerzen: 2,5-20 mg CBD im Mund für durchschnittlich 25 Tage.

Zur Behandlung von Epilepsie: täglich 200-300 mg CBD oral.

Zur Behandlung von Bewegungsproblemen, die mit der **Huntington-Krankheit** in Zusammenhang stehen: täglich 10 mg pro Kilogramm CBD, oral, für sechs Wochen.

Zur Behandlung von Schlafstörungen: 40-160 mg CBD oral.

Zur Behandlung von **MS-Symptomen**: Cannabis-Pflanzenextrakte, die 2,5 bis 120 Milligramm einer THC-CBD-Kombination täglich für 2-15 Wochen oral enthalten. Ein Mundspray kann 2,7 Milligramm THC und 2,5 Milligramm CBD in Dosierungen von 2,5-120 Milligramm für bis zu acht Wochen enthalten. Die Patienten verwenden typischerweise acht Sprühstöße innerhalb von drei Stunden mit maximal 48 Sprühstößen innerhalb von 24 Stunden.

Zur Behandlung von Schizophrenie: täglich 40-1.280 mg CBD oral.

Um **Glaukom** zu behandeln: eine einzelne CBD-Dosis von 20-40 mg unter der Zunge. Dosen über 40 mg können den Augendruck erhöhen.

Wie Sie wissen, gibt es keine bekannte Überdosis bzw. tödliche CBD-Dosis. Verbraucher sollten die Produktbeilagen sorgfältig lesen, um sicherzustellen, dass sie die richtige Menge an CBD einnehmen, und mit dem verschreibenden Arzt über Fragen oder Bedenken sprechen.

Bei weiteren Fragen - mit einem Cannabis-Arzt sprechen

Die meisten Ärzte sind nicht darauf spezialisiert, Patienten zu helfen, die Cannabis konsumieren möchten. Wenn Sie detaillierte Fragen zu Dosierung, Wechselwirkungen mit anderen Medikamenten haben oder einfach nur wissen möchten, was Sie als nächstes tun müssen, fragen

Sie einen Cannabis-Arzt. Ja, es gibt solche Ärzte und Ärztinnen.

Was kann er oder sie für Sie tun?

- Eine Übersicht Ihrer Anamnese und aktueller medizinischer Probleme.
- Bewertung möglicher Wechselwirkungen mit verschreibungspflichtigen Medikamenten.
- Anleitung zum Reduzieren oder Absetzen von verschreibungspflichtigen Medikamenten.
- Spezifische Dosierungsanweisungen (THC, CBD und andere Cannabinoide) unter Berücksichtigung Ihres Gesundheitszustands und der bevorzugten Verabreichungsmethode.
- Medizinische Cannabis-Produktempfehlungen und Hinweise, wo Sie diese kaufen können.

Wie man CBD-Öl benutzt

CBD wird am häufigsten oral in Form einer konzentrierten Paste oder Tropfen / Tinktur eingenommen. Um CBD-Öl einzunehmen, halten Sie es zuerst unter die Zunge, damit es vor dem Schlucken im Mund absorbiert wird. Dieser Schritt ist wichtig, weil einige der aufgenommenen CBD vom Verdauungssystem abgebaut werden. Andere orale Methoden umfassen Kapseln, Mundstreifen und Esswaren wie Schokoriegel. Viele Menschen genießen auch CBD Vape-Öl oder CBD Eliquid über Vaporizer oder Inhalatoren, da dies eine fast sofortige Methode ist, die sehr effektiv sein kann. Andere verwenden CBD-Öl, indem sie es durch Lotionen, Balsame, Cremes oder Pflaster durch die Haut tragen. Es gibt viele Möglichkeiten, CBD-Öl einzunehmen, am wichtigsten ist es, ein paar verschiedene Ansätze zu versuchen und zu sehen, was funktioniert. Auch hier ist jeder einzigartig.

Schluss

CBD und CBD-Öl wurde auf seine mögliche Rolle bei der Behandlung vieler verbreiteter Gesundheitsprobleme untersucht, darunter Angstzustände, Depressionen, Akne und Herzerkrankungen.

Es kann Krebspatienten eine natürliche Alternative zur Schmerzlinderung bieten.

Die Forschung über die potenziellen gesundheitlichen Vorteile von CBD-Öl läuft immer noch, so dass neue therapeutische Anwendungen für dieses natürliche Heilmittel sicher entdeckt werden.

Obwohl es viel über die Wirksamkeit und Sicherheit von CBD immer noch zu lernen gibt, legen Ergebnisse aus neueren Studien nahe, dass CBD eine sichere, wirksame natürliche Behandlung für viele Gesundheitsprobleme bieten kann.

IMPRESSUM